Dr G. GUY

DE LA FACULTÉ DE MÉDECINE DE PARIS
ANCIEN EXTERNE DES HOPITAUX
MÉDAILLE DE BRONZE
DE L'ASSISTANCE PUBLIQUE

PSEUDO-KYSTES TRAUMATIQUES

De l'arrière cavité des Epiploons

D'ORIGINE PANCRÉATIQUE

PARIS
Jules ROUSSET
36, Rue Serpente
—
1902

Dr G. GUY
DE LA FACULTÉ DE MÉDECINE DE PARIS
ANCIEN EXTERNE DES HOPITAUX
MÉDAILLE DE BRONZE
DE L'ASSISTANCE PUBLIQUE

PSEUDO-KYSTES TRAUMATIQUES

De l'arrière cavité des Epiploons

D'ORIGINE PANCRÉATIQUE

PARIS
Jules ROUSSET
36, Rue Serpente
1902

A LA MÉMOIRE DE MON PÈRE

ET DE MA SŒUR

A MA MÈRE

A MES PARENTS. — A MES AMIS

Je dédie ma thèse.

A MON PRÉSIDENT DE THÈSE

M. LE PROFESSEUR TILLAUX

Professeur de clinique chirurgicale à la Faculté de Paris,
Membre de l'Académie de Médecine,
Chirurgien de la Charité,
Commandeur de la Légion d'honneur.

AVANT-PROPOS

Au cours de nos études dans les hôpitaux de Paris, nous avons contracté des dettes de reconnaissance envers ceux qui ont été nos maîtres : avant de quitter la Faculté, nous tenons, au début de notre thèse, à les remercier de leur enseignement et de la bienveillance qu'ils nous ont toujours témoignée.

Dès le début même de nos études, nous nous sommes senti attiré par l'attrait de la chirurgie. M. le professeur Tillaux, qui a bien voulu nous accepter dans son service, a développé en nous ce goût naissant au cours de ses cliniques faites à l'hôpital de la Charité. Notre dette de reconnaissance envers ce maître est double : nous le remercions comme élève, nous le remercions aussi comme candidat du grand honneur qu'il nous a fait en acceptant la présidence de notre thèse.

M. le professeur Pozzi a bien voulu nous accepter au nombre de ses élèves et nous avons été son externe pendant une année entière. Notre maître nous a initié aux difficultés de la chirurgie gynécologique et son précieux enseignement, fait de sens clinique et d'habileté opératoire, nous restera toujours comme un précieux bagage, où nous puiserons souvent au cours de notre pratique future. Nous le remercions vivement de la bienveillance avec laquelle il nous a toujours accueilli ; nous remercions aussi ses chefs de clinique, MM. Jayle et Beaussenat, dont le dernier nous a toujours traité non seulement comme élève mais encore en ami : pour ses conseils et son amitié, nous lui disons un grand merci.

Notre maître M. Schwartz, dont nous sommes fier d'avoir été l'élève, nous a enseigné ce qu'est la chirurgie générale ; ses conseils ne nous ont jamais fait défaut et nous songerons toujours avec plaisir à l'année passée comme externe dans son service : qu'il veuille bien accepter ici nos bien vifs remerciements.

En médecine nous avons été externe dans le service de M. le docteur Hirtz. Dans son enseignement si précis et si méthodique, notre maître nous a montré toujours avec bienveillance ce que doivent être, de nos jours, la médecine et la thérapeutique. Nous sommes heureux de pouvoir lui témoigner notre vive reconnaissance.

Dans le service de M. le professeur Pinard, nous avons pu suivre les travaux pratiques spéciaux et MM. Bouffe de Saint-Blaise et Paquy ont droit à toute notre reconnaissance pour la complaisance avec laquelle ils nous ont initié aux difficultés des interventions obstétricales.

Nous remercions M. Champetier de Ribes, accoucheur des hôpitaux, qui a bien voulu nous accepter comme externe dans son service ; nous remercions M. le docteur Hennequin de la bienveillance avec laquelle il nous a initié au traitement des fractures et des luxations : nous tenons aussi à remercier MM. les docteurs Proust, Ombredanne et Herbet, prosecteurs, dont nous avons suivi les cours de médecine opératoire spéciale.

Après avoir essayé de nous acquitter de la lourde dette de reconnaissance contractée au cours de nos études, nous tenons encore à remercier nos maîtres des sentiments d'humanité qu'ils ont toujours développés en nous, en nous montrant que la première qualité du médecin doit être la bonté et le dévouement envers tout être qui souffre.

Paris, mai 1902.

INTRODUCTION

En 1887, Nimier s'énonçait ainsi dès le début de son mémoire sur la chirurgie du pancréas : « Parmi « les organes qui, il y a quelques années encore, « paraissaient devoir échapper à l'action chirurgi- « cale, le pancréas pouvait être cité dans les pre- « miers. »

La chirurgie du pancréas est en effet une des conquêtes de la chirugie moderne : il y a une vingtaine d'années à peine, si le pancréas avait conquis depuis déjà longtemps droit de cité dans les traités de pathologie interne, par contre on s'en occupait fort peu dans les traités de pathologie externe. Le pancréas semblait être de par ses rapports, de par sa situation profonde dans la cavité abdominale supérieure, un organe interdit aux investigations du chirurgien.

Dans ces dernières années, les tentatives audacieuses de la chirurgie ont permis de mieux préciser la pathologie de « la glande salivaire abdominale » et les nouveaux traités de chirurgie comptent actuellement des chapitres spéciaux sur les différentes affections du pancréas.

Bien des points sont encore à élucider, car, il ne faut point l'oublier, la chirurgie du pancréas est encore toute jeune ; nous devons de plus reconnaître que les données de la clinique sont parfois bien insuffisantes.

Malgré l'incertitude qui règne sur bon nombre de questions — après avoir pris connaissance des travaux déjà publiés et en nous proposant d'y joindre les réflexions suggérées par un cas de kyste de l'arrière-cavité des épiploons — nous avons entrepris de rassembler les matériaux épars dans la science et de présenter un travail d'ensemble sur ce que Kœrte appelle : « les pseudo-kystes du pancréas ».

Nous devrions peut-être, au début même de ce travail, consacrer un chapitre à l'historique des pseudo-kystes : nous nous contenterons seulement de rappeler les noms de Nimier, de Kœrte, de Reginald, de Hartman, de Seitz, de Vidal, de Senn qui, tant en France qu'à l'étranger, ont apporté chacun le résultat de leur expérience et de leur observation. Nous ne nous étendrons point sur la bibliographie, car trop peu nombreux sont les travaux d'ensemble publiés sur les pseudo-kystes.

Après avoir étudié l'étiologie, la nature, le siège, les variétés, l'évolution, la symptomatologie, le diagnostic, le traitement des pseudo-kystes d'origine pancréatique, nous verrons quelles sont les conclusions rationnelles qu'on peut tirer du travail que nous avons entrepris.

CHAPITRE PREMIER

Sommaire : Étiologie. — Mode de formation. — Nature du liquide épanché. — Siège. — Variétés. — Évolution.

Le mot de traumatisme résume à lui seul toute l'étiologie des pseudo-kystes d'origine pancréatique.

Au premier abord, et surtout si l'on songe à la situation profonde du pancréas, si l'on songe à la protection qui lui est offerte par la colonne vertébrale et par les côtes, on a peine à comprendre comment un traumatisme peut aller porter ses effets aussi loin et produire des lésions d'un organe qui paraît si bien défendu contre lui.

Si l'on s'en rapporte pourtant aux observations qui ont été publiées, on retrouve toujours un traumatisme à l'origine même des pseudo-kystes du pancréas : coup de pied de cheval, tamponnement entre deux wagons, chute d'un corps pesant sur l'épigastre, choc brusque d'un timon de charrette, passage sur le flanc gauche d'une roue de voiture, etc., tels sont les différents traumatismes que nous trouvons signalés dans les observations que nous avons eues sous les yeux. Fort de cette constatation, l'on peut dire que le traumatisme est la condition essentielle, indispensable, des pseudo-kystes pancréatiques ; si bien qu'on peut dénommer les pseudo-kystes de Kœrte « épanchements traumatiques enkystés, « d'origine pancréatique », dénomination qui a l'avantage, tout en indiquant l'origine de l'épanchement, de bien montrer quelle est l'importance du traumatisme dans la pathogénie de cette affection.

Il est bien évident que tout traumatisme ne peut à lui seul léser le pancréas ; il nous semble que, pour arriver à produire une rupture du tissu glandulaire, le traumatisme doit se produire dans certaines conditions que nous allons étudier maintenant.

Le traumatisme doit avant tout porter sur certaines parties du corps. Si l'on trace schématiquement une ligne, comprenant dans son contour le flanc gauche, l'épigastre, la paroi lombaire gauche, on délimite ainsi un espace que l'on pourrait appeler, espace vulnérable : dans tous les cas observés, c'est sur une de ces régions qu'a porté le traumatisme.

Il est une autre condition qui doit être réalisée et

qui nous paraît la plus importante de toutes. Pour que le traumatisme puisse agir, il faut qu'au traumatisme soit opposée une force qui, agissant en sens contraire, fixe la région frappée et ne lui permette pas de fuir sous le coup. Le traumatisme porte-t-il par exemple sur le flanc gauche, il faut que la partie postérieure du corps soit solidement maintenue par un plan résistant.

Le pancréas est, en effet, un organe des plus mobiles : sa tête seule, intimement unie à la deuxième portion du duodénum, par des tractus fibreux, par des vaisseaux et surtout par les canaux excréteurs, est fixe, car le duodénum solidement appliqué contre la paroi postérieure par le péritoine ne peut se déplacer. La queue du pancréas unie seulement à la rate par les vaisseaux spléniques se déplace avec cet organe : quant à la partie moyenne, bien que le péritoine qui recouvre sa face antérieure vienne l'appliquer contre la paroi abdominale postérieure, elle ne possède que peu de moyens de fixité, et se déplace avec autant de facilité que l'extrémité libre de la glande.

L'étude de ces moyens de fixation permet dès lors de comprendre comment le pancréas, organe essentiellement mobile, peut fuir au-devant de la force qui tend à l'atteindre. La conclusion toute naturelle que l'on doit tirer de cette constatation, c'est que, pour qu'une lésion traumatique se produise, il faut, de toute nécessité, que le pancréas soit rendu fixe et cette fixité, bien que relative, ne peut être obtenue que par l'immobilisation de la partie antérieure ou postérieure du corps.

Le traumatisme atteignant le pancréas au travers des parois abdominales peut produire des ruptures complètes, des déchirures plus ou moins profondes, et point n'est besoin pour que ces lésions se produisent que le pancréas ait été au préalable atteint par une affection quelconque affaiblissant la résistance de son parenchyme. Dans une observation publiée par Villière le pancréas était déchiré transversalement, il y avait rupture complète de la glande. Dans d'autres cas, les lésions ne sont que partielles, parfois même peu étendues, n'intéressant que le péritoine et le tissu glandulaire superficiel.

Depuis que les interventions chirurgicales ont permis de constater la possibilité des déchirures du pancréas, certains chirurgiens ont essayé de les reproduire expérimentalement, ce qui leur a permis de les étudier d'une manière plus précise. Il résulte des expériences de Brunner, de Senn, de Demetter, de Biondi, que les lésions traumatiques du pancréas telles que déchirures, plaies, écrasements, sont en général bien supportées par les animaux ; la cicatrisation en est rapide. La réunion des parties lésées se fait par prolifération du tissu conjonctif et des cellules préexistantes : l'on voit sur les coupes histologiques, les nouveaux éléments se disposer de manière à reformer des acini sécréteurs.

Si le traumatisme est violent, les côtes peuvent être fracturées en plusieurs endroits, le foie, les reins, la rate, le pancréas peuvent être déchirés, broyés même ; la lésion du pancréas ne se révélera ici par aucun signe particulier, elle passera inaperçue et ne sera qu'une trouvaille d'autopsie.

Dans d'autres circonstances au contraire, le pancréas est le seul organe lésé : deux cas sont alors à considérer. Des vaisseaux importants sont ouverts et le sang qui s'écoule de la déchirure s'infiltre dans les tissus avoisinants, ou se collecte en un kyste hématique dont nous n'avons point ici à nous occuper. Dans le second cas, l'écoulement sanguin est peu considérable, mais, fait important, le canal excréteur a été sectionné ; dès lors le suc pancréatique qui ne peut suivre sa voie naturelle d'excrétion, s'écoule dans un endroit propice, s'enkyste, donnant ainsi naissance à la variété de kystes décrite sous le nom de pseudo-kystes traumatiques. Toutes les fois que la déchirure sera un peu profonde, le canal de Wirsung qui occupe à peu près l'axe longitudinal de la glande sera compris dans la surface de section.

Ayant ainsi une donnée sur l'origine du liquide, nous pouvons maintenant en préciser la nature. Le liquide contenu dans le kyste est toujours de nature

pancréatique, c'est-à-dire qu'à l'analyse il présente les deux propriétés caractéristiques du suc pancréatique : il saccharifie l'amidon et peptonise les substances albuminoïdes. Dans toutes les observations où l'on a pu procéder à l'analyse, on a constaté que le liquide épanché était analogue par ses propriétés au suc pancréatique.

L'analyse du liquide contenu dans un kyste que nous avons pu observer, vient encore apporter une preuve à l'appui de celles publiées jusqu'à ce jour.

Analyse du liquide contenu dans l'arrière-cavité des épiploons.

(Se reporter à l'observation insérée dans le chapitre II.)

Densité à + 15°...	1006
Réaction.........	neutre
Odeur...........	insipide
Couleur..........	analogue au sérum sanguin
Albumine........	4 °/oo
Chlorures........	7 °/oo

Le réactif de Millon donne une belle coloration rose

caractérisant les peptones. La réaction du Biuret n'est pas caractéristique.

Les recherches ont été faites principalement au point de vue de déceler la présence du suc pancréatique dans le liquide ; l'analyse a donc porté sur la recherche des ferments digestifs : amylase et trypsine.

1° RECHERCHE DE L'AMYLASE

Dans un flacon stérilisé, on place 10 grammes d'amidon et 5 centimètres cubes du liquide à examiner : l'on ajoute ensuite quelques gouttes de chloroforme pour neutraliser l'action des ferments autres que l'amylase et pour servir à la conservation du tout. Le flacon est mis à l'étuve à + 38°. Au bout de 24 heures le contenu du flacon est devenu liquide : le liquide ainsi obtenu réduit la liqueur de Fehling, dévie à droite la lumière polarisée et fermente en présence de la levure de bière. Les nouvelles propriétés du liquide démontrent, dans le liquide sur lequel portent les recherches, la présence d'un ferment amylolitique qui a transformé l'amidon en glycose.

2° RECHERCHE DE LA TRYPSINE

Dans un flacon stérilisé on place un petit cylindre de blanc d'œuf bien cuit ; on ajoute 5 centimètres cubes du liquide à examiner et quelques gouttes de chloroforme. Le tout est porté à l'étuve à une température de + 38°. Au bout de 48 heures l'albumine a été complètement digérée. Le liquide contenait donc un ferment protéolytique capable de peptoniser les substances albuminoïdes.

Ces deux recherches analytiques permettent donc de conclure que le liquide contenu dans le kyste renferme les deux principaux ferments solubles du suc pancréatique : l'amylase et la trypsine. Ces recherches ont été faites à nouveau le 20 décembre, c'est-à-dire un mois après la première analyse : la fistule donne alors très peu de liquide. Les mêmes résultats sont obtenus, mais en beaucoup moins de temps, ce qui semble prouver qu'à cette époque le liquide devait être du suc pancréatique absolument pur.

Poursuivons plus avant notre étude et voyons ce que va devenir le liquide pancréatique qui s'écoule par le canal excréteur que le traumatisme a lésé.

La déchirure du pancréas intéresse presque toujours la partie moyenne et antérieure de la glande ; cette portion de la glande recouverte par le péritoine fait partie de la paroi postéro-inférieure de l'arrière-cavité des épiploons et celle-ci, de par sa forme, de par sa situation, va être pour le liquide épanché un endroit des plus favorables pour que ce liquide puisse se collecter et s'enkyster avec la plus grande facilité.

L'enkystement y est d'autant plus facile que le liquide ne peut fuser vers la grande cavité péritonéale : l'hiatus de Winslow qui seul fait communiquer l'arrière-cavité avec la cavité péritonéale est situé à droite et en haut ; de plus chez certains sujets cet orifice est oblitéré. Si l'on considère la situation et l'oblitération possible de l'hiatus, on voit par cela même que le liquide a vraiment bien peu de chances de se répandre du côté de la cavité péritonéale.

Le kyste ainsi formé est uniloculaire ; son volume atteint ordinairement celui d'une tête d'adulte, il peut même parfois acquérir des dimensions plus considérables encore. La surface antérieure du kyste est unie, sans boussures : elle est ordinairement formée par l'épiploon gastro-colique distendu, épaissi et sillonné de grosses veines ; elle peut être aussi constituée par l'épiploon gastro-hépatique. La paroi interne est lisse, peu épaisse et ne contient que du liquide sans fausses membranes.

Ainsi collecté, le liquide pancréatique produit, du coté du péritoine qui tapisse l'arrière-cavité, une légère réaction inflammatoire, purement locale. La sérosité sécrétée par le péritoine dilue, en s'accumulant dans la poche kystique, le suc pancréatique qui continue à s'écouler par la déchirure de la glande. Une question vient ici se poser d'elle-même? Le suc pancréatique ne peut-il avoir une influence nocive sur le péritoine et déterminer par sa présence tout le cortège symptomatique de la péritonite? Biondi prétendait que le suc pancréatique pouvait déterminer par lui-même une péritonite; mais les constatations de Mugnai, de Senn, d'Edller ont eu raison de cette opinion et l'on se demande comment il pourrait en être autrement puisque ce suc pancréatique ne porte avec lui aucun germe infectieux.

Les expériences du professeur Cecherelli, ainsi que celles de son élève Angelo Ferrari, apportent une preuve scientifique irréfutable à l'appui de cette dernière opinion : expérimentant sur l'animal, ces auteurs ont sectionné le canal de Wirsung de telle façon que le suc sécrété par la glande puisse librement se répandre dans la cavité péritonéale : dans aucun cas, il n'y a eu de réaction inflammatoire du côté du péritoine.

En s'accumulant dans la cavité péritonéale, le liquide, fourni par la glande, donne naissance à une tumeur qui, refoulant les organes voisins, tend à venir se mettre en rapport, sur une plus ou moins grande étendue, avec la paroi abdominale antérieure. Pour arriver au contact de la paroi, la tumeur peut suivre des voies différentes et Kœrte a décrit avec soin les variétés suivant lesquelles la tumeur peut évoluer.

Il existe trois variétés anatomiques de pseudo-kystes traumatiques :

a) La tumeur refoule l'estomac vers le haut et vient faire saillie au-dessous de la grande courbure en abaissant le colon transverse : c'est la variété sous-hépato-gastrique.

b) Epaissi ou bridé par des adhérences, le grand épiploon ne se laisse pas distendre à sa partie supérieure ; l'estomac et le colon transverse restant accolés sont refoulés vers le diaphragme. La tumeur se développe vers la partie inférieure de la cavité abdominale en refoulant le feuillet inférieur du mésocolon transverse et vient faire saillie soit en arrière, soit au-dessous de l'ombilic : c'est la variété sous-hépato-gastro-colique.

c) La tumeur peut enfin proéminer derrière l'épiploon gastro-hépatique distendu au niveau du vestibule de l'arrière-cavité et refouler l'estomac vers la partie inférieure : c'est alors la variété interhépato-gastrique.

De ces trois variétés, la variété sous-hépato-gastrique est de beaucoup la plus fréquente et l'espace interstomaco-colique nous paraît être par excellence la route toute tracée aux kystes ou tumeurs de l'arrière-cavité pour que ceux-ci viennent prendre contact avec la paroi abdominale antérieure : quant aux deux autres variétés, ce ne sont guère que des raretés.

Nous savons maintenant que le pancréas peut être déchiré par un traumatisme, que du suc pancréatique peut s'enkyster donnant ainsi naissance à une tumeur; nous devons nous demander à quel moment va apparaître la tumeur, c'est-à-dire combien de temps après le traumatisme. L'apparition de la tumeur peut être tardive : dans deux cas publiés par Richardson, le kyste ne s'est formé que trois et cinq ans après le traumatisme. Cette apparition tardive n'est que l'exception et c'est ordinairement, comme le prouvent les observations publiées, du premier au cinquième mois que la tumeur commence à être appréciable à l'examen de la région supérieure de l'abdomen. Il est bon de noter qu'on n'a jamais reconnu un pseudo-kyste immédiatement ou très peu de temps après le traumatisme ; le développement de la tumeur est lent et progressif.

Les pseudo-kystes pancréatiques sont très rares, ou du moins paraissent l'être et Koerte, dans sa statistique, n'a pu en réunir que 33 cas ; cette rareté excessive tient peut-être à ce que, ne possédant pas de signes cliniques spéciaux, ils passent souvent inaperçus.

D'après les observations publiées, on voit que l'homme fournit à cette affection un contingent bien plus considérable que la femme (3 femmes seulement dans la statistique de Kœrte). La cause de cette plus grande fréquence se trouve tout entière dans ce fait que l'homme, de par ses occupations, s'expose bien plus que la femme aux violents traumatismes : or nous savons, d'après ce qui précède, que seul un traumatisme en déchirant le pancréas peut produire un épanchement du suc sécrété par la glande, épanchement qui s'enkyste dans l'arrière-cavité des épiploons.

CHAPITRE II

Sommaire : Symptomatologie — Diagnostic différentiel. — Complications.

Avant d'étudier en détail les symptômes qui peuvent permettre d'arriver au diagnostic de pseudo-kyste traumatique, il nous paraît utile de placer au début même de ce chapitre une observation d'épanchement enkysté d'origine pancréatique, que nous avons pu observer dans le service de notre maître le docteur Schwartz.

OBSERVATION (Personnelle)

Traumatisme. Rupture du pancréas. Epanchement de l'arrière-cavité. Laparotomie. Marsupialisation. Guérison.

R. E..., 27 ans, est victime d'un accident le 5 novembre. Serré avec violence entre un arbre et le timon de sa voiture qui le heurte au niveau du flanc gauche, il perd connaissance. Relevé quelques instants après, le malade a des nausées et se plaint de vives douleurs. La persistance des douleurs et des troubles digestifs amène le malade à l'hôpital Cochin le 25 novembre, c'est-à-dire vingt jours après le traumatisme.

A l'examen on constate que toute la région du flanc gauche est douloureuse; les douleurs s'irradient dans tout l'abdomen, elles augmentent à la pression : la marche est très pénible. Le malade se plaint aussi de nausées; il vomit parfois à chaque essai d'alimentation.

Le ventre est tendu et ballonné : l'on constate au niveau du flanc gauche une voussure appréciable au palper et à la vue. Les muscles de la paroi présentent un certain degré de contracture avec maximum en haut et à gauche. A la palpation profonde on sent une tumeur à surface lisse, régulière, dont les limites ne peuvent être nettement circonscrites ; cette tumeur n'est pas mobile dans la cavité abdominale : elle ne suit point les mouvements respiratoires.

La percussion révèle un météorisme généralisé sauf dans la région sous-costale gauche à cinq travers de doigt environ de l'arc costal où l'on trouve une zone de matité de la largeur de la main : cette zone de matité empiète légèrement sur la région ombilicale et se continue vers la partie latérale du flanc gauche. On constate de plus à droite l'existence d'une hernie inguinale, qui, au dire du malade, se serait produite au moment même de l'accident.

Les urines ne renferment ni sucre ni albumine.

Le diagnostic reste hésitant : le malade est mis au repos complet avec glace sur le ventre.

Le 5 et 6 novembre les phénomènes locaux s'amendent.

Le 7, à la suite d'une légère alimentation, le ventre se ballonne à nouveau : le malade vomit.

Le 11, matité dans les points déclives de l'abdomen.

Ascite. Pleurésie gauche : la ponction permet de retirer de la plèvre un demi-litre de liquide citrin.

Intervention le 12 novembre.

Chloroforme. Laparotomie médiane et sus-ombilicale. L'estomac dilaté est refoulé en avant et en haut : il repose sur une poche de consistance assez ferme qui paraît être formée aux dépens de l'arrière-cavité. L'épiploon gastro-colique distendu est sillonné de grosses veines. Il y a un peu de liquide dans l'abdomen. Le kyste est ponctionné, il s'en échappe un flot de liquide d'abord citrin puis légèrement trouble. La poche est drainée et fixée aux parois.

Suites opératoires simples, la fistule se ferme et se tarit peu à peu ; le malade quitte l'hôpital le 28 janvier 1902.

Le malade est revu le 22 février : la fistule s'est fermée pendant trois jours et s'est reformée à la suite de fatigues.

Dans les premiers jours de mars la fistule se referme : cette occlusion de la fistule s'accompagne de vomissements et de douleurs qui ne cessent que lorsque la fistule se rouvre à nouveau.

Le malade est revu le 10 avril : la fistule est fermée depuis trois semaines : état général excellent. Dans les derniers jours de mai la guérison paraît définitive.

L'observation dont nous venons de retracer les grandes lignes nous a paru intéressante à plusieurs points de vue : les observations de pseudo-kystes sont très rares, de plus, cette observation peut être prise comme le prototype des observations publiées sur les traumatismes du pancréas avec épanchement de nature pancréatique.

Chez notre malade, le traumatisme marque bien tout le début de la maladie, nous donnant ainsi une notion précise sur l'étiologie de l'affection ; la force vulnérante a porté sur le flanc gauche tandis que le corps était fixé contre un arbre et la tumeur n'a fait son apparition que vers la troisième semaine après l'accident.

Pendant le séjour du malade à l'hôpital nous avons pu constater une pleurésie gauche et une ascite légère ; l'intervention, couronnée de succès, nous a enfin révélé l'existence d'un pseudo-kyste de la variété sous-hépato-gastrique.

A la suite de cette observation, nous ne résumerons point en un tableau d'ensemble toutes celles qui ont été recueillies par Kœrte ou qui sont éparses dans la science ; ce serait à notre avis œuvre inutile. Nous tenons pourtant à rappeler, avant d'aborder l'étude de la symptomatologie des pseudo-kystes, que nous n'avons point entrepris cette étude sans avoir, au préalable, pris connaissance de toutes les observations publiées jusqu'à ce jour.

Au début même de tout travail sur le pancréas, qu'il s'agisse d'altérations irritatives, destructives ou néoplasiques, on est obligé de reconnaître que l'incertitude règne dans la plupart des cas et que le diagnostic de lésion pancréatique est bien rarement formulé.

Certains signes physiques peuvent parfois permettre de soupçonner l'existence d'une lésion du pancréas, car l'insuffisance de la glande dégénérée peut se révéler par deux symptômes d'une grande importance clinique : la glycosurie et la stéarrhée. Les cellules glandulaires ne déversant plus dans le système circulatoire leur sécrétion interne, on voit apparaître le syndrome du diabète maigre, avec polyurie, polydipsie, glycosurie et cachexie rapide. Le suc pancréatique n'étant plus déversé dans l'intestin, il en résulte un défaut de transformation des matières graisseuses qui se traduit par la présence dans les selles de graisses non émulsionnées.

Pour que les deux signes : glycosurie et stéarrhée, apparaissent, il faut que le pancréas soit complètement détruit : or si nous nous en rapportons à l'origine et à la formation des pseudo-kystes, nous voyons par cela même, que ces deux signes si importants vont faire défaut dans le cortège symptomatique des épanchements pancréatiques enkystés. Il ne peut y avoir ici insuffisance car, malgré la section du canal de Wirsung, une partie de la glande continue à fournir à l'intestin le liquide nécessaire aux transformations digestives.

Nous voici donc privé, dès le début de notre essai de diagnostic, des deux seuls signes qui pourraient nous permettre de reconnaître, avec quelque chance de certitude, que le pancréas est en cause.

Sur quoi allons-nous maintenant nous baser, pour arriver au diagnostic de pseudo-kyste pancréatique?

Vouloir faire un diagnostic précoce serait une utopie, car le malade ne présente dans les premiers jours qui suivent le traumatisme que les signes ordinaires accompagnant toute contusion de l'abdomen. Nous ne pouvons donc songer à porter un diagnostic que lorsqu'il y a tumeur et la profondeur où siège cette tumeur au début, ne permet de la soupçonner que lorsqu'elle a déjà acquis des dimensions volumineuses : nous rentrons dès lors dans la catégorie des tumeurs abdominales, dans lesquelles le diagnostic est d'une difficulté exceptionnelle.

Le malade se plaint de douleurs violentes revenant par accès et ces douleurs, bien qu'elles paraissent dues à la compression du plexus solaire (névralgie cœliaque de Friedreich), n'offrent aucun caractère spécial. Ces douleurs sont localisées à la partie supérieure de l'abdomen ; elles peuvent avoir leur maximum d'intensité soit au niveau de l'épigastre et de l'ombilic, soit au niveau du flanc gauche ; elles peuvent enfin avoir des irradiations multiples.

Il existe des troubles digestifs ; il peut y avoir des vomissements : le ventre peut être tendu et ballonné ; la marche est en général très pénible.

Tous ces signes que révèle l'examen du malade sont, il faut l'avouer, de bien peu de valeur et ce n'est point encore sur eux qu'on peut se baser pour arriver à un diagnostic précis. Il faut de plus ajouter que dans certains cas, lorsque les phénomènes de contusion abdominale ont disparu, il peut y avoir une période de tolérance complète jusqu'à l'apparition de la tumeur.

L'examen minutieux de la partie supérieure de l'abdomen permet de reconnaître l'existence d'une tumeur occupant le flanc gauche de l'épigastre ou la région ombilicale : on peut même parfois percevoir un léger degré de fluctuation, et la tumeur, plus ou moins volumineuse, plus ou moins appréciable au palper, est lisse, sans inégalités, sans bosselures. La percussion donne une zone de matité dont l'étendue varie, mais, fait capital, cette matité est entourée par une zone de tympanisme, dont les limites varient suivant l'état de vacuité ou de distension des organes digestifs.

La sonorité correspond en haut à l'estomac refoulé par le kyste ; quant à la zone sonore inférieure, elle correspond au colon transverse ou aux anses intestinales sous-jacentes. La ligne séparant la tumeur de la sonorité stomacale n'est point une ligne fixe ;

ses variations peuvent être bien mises en évidence par l'insufflation de l'estomac qui, en distendant cet organe, augmente la zone de sonorité au détriment de la zone mate donnée par la percussion de la tumeur. On peut de même, en distendant le gros intestin à l'aide de deux ou trois litres de liquide, faire varier les limites de la zone sonore inférieure.

Le signe important que nous venons d'étudier et qui consiste en : matité circonscrite par une zone sonore, se retrouve ordinairement dans les variétés sous-hépato-gastrique et sous-hépato-gastro-colique ; mais dans la variété inter-hépato-gastrique la matité de la tumeur se confond avec la matité hépatique.

Nous en aurons fini avec l'examen direct du malade lorsque nous aurons dit que la tumeur n'est pas mobile, qu'elle ne peut se déplacer dans la cavité abdominale, et qu'elle ne suit point les mouvements respiratoires.

Que nous apprend l'examen du malade et quelle conclusion pouvons-nous en tirer ? Nous avons reconnu qu'il y a une tumeur dans la partie supérieure de l'abdomen ; nous pouvons même parfois affirmer que le contenu en est liquide, mais aucun signe caractéristique ne nous permet d'en préciser l'origine. Allons-nous être réduits à un aveu d'impuissance, et ne pouvons-nous par d'autres moyens arriver à un diagnostic plus précis ?

Il y aurait certainement un procédé bien simple de lever tous les doutes, ce serait d'avoir recours à une ponction exploratrice et d'analyser le liquide ; mais si la ponction exploratrice rend bien souvent en clinique de bien grands services, elle nous paraît par contre dans le cas de pseudo-kyste, plus désavantageuse qu'utile. Nous ne possédons en effet aucun renseignement sur la nature du liquide et nous nous exposons à infecter le péritoine si le contenu du kyste est septique. Ne possédant aucune donnée exacte sur la topographie nouvelle des organes déplacés par le kyste, nous nous exposons à perforer l'estomac ou le colon transverse. Le trocart peut enfin ouvrir un des sinus veineux développés dans les épiploons gastro-colique ou gastro-hépatique et produire une forte hémorrhagie.

Il faut donc renoncer à toute ponction et c'est dans un examen différentiel rigoureusement conduit que l'on doit rechercher le seul moyen d'arriver au diagnostic de pseudo-kyste traumatique.

Le pancréas est voisin du foie, de la rate, du rein gauche, du mésentère et c'est surtout avec une tumeur provenant d'un de ces organes que l'on peut confondre les pseudo-kystes. Lorsqu'on aura acquis la certitude que la tumeur n'est point comprise dans la paroi abdominale, qu'elle ne provient pas du petit bassin, qu'elle n'est point développée dans le grand épiploon, il faut éliminer les différents organes qui pourraient être en cause et si l'on ne trouve aucun signe permettant de reconnaître que la tumeur est d'origine hépatique, rénale ou autre, on aura de fortes présomptions pour croire que la tumeur est d'origine pancréatique.

Si l'on trouve une zone de sonorité entre la tumeur et le rebord costal, on peut dans la plupart des cas mettre le foie hors de cause. Il faut pourtant se rappeler qu'il peut ne point en être toujours ainsi : certains kystes hydatiques de la face inférieure, développés en arrière du petit épiploon ainsi que certains kystes du bord antérieur longuement pédiculés, peuvent parfois présenter une zone sonore les séparant de la matité hépatique.

Les tumeurs de la rate présentent une matité absolue sans interposition de sonorité intestinale ; elles se développent dans l'hypochondre et le flanc gauche en conservant toujours, malgré leur développement, la forme primitive de l'organe.

Les tumeurs du rein et du mésentère se développent en arrière de la masse intestinale ; on trouve habituellement entre ces tumeurs et la paroi une portion sonore du tube digestif. Le diagnostic différentiel devient ici plus difficile. Il faut se rappeler que les tumeurs du rein peuvent se sentir dans la région lombaire et que l'on trouve en avant de ces tumeurs une corde oblique variant de volume et de dimension, formée par le colon transverse. Quant aux tumeurs du mésentère elles sont essentiellement mobiles dans la cavité abdominale.

Arrivé à la fin de notre étude symptomatologique des pseudo-kystes, nous pouvons, nous semble-t-il, nous résumer ainsi. Si l'on note les signes fournis par la palpation et la percussion : si l'on tient compte de l'existence d'un traumatisme antérieur ; si l'on tient compte des changements de rapports obtenus à l'aide de la dilatation artificielle de l'estomac et de la distension du gros intestin ; si l'on arrive à éliminer les différents organes voisins du pancréas, on peut parfois arriver à un diagnostic de probabilité. Avec les données actuelles, un diagnostic de certitude nous paraît impossible et c'est au chirurgien de songer qu'une tumeur de la région abdominale supérieure peut être d'origine pancréatique.

Les pseudo-kystes dont nous venons de retracer l'histoire clinique sont, le plus souvent, compatibles avec l'intégrité complète des fonctions organiques, et rares sont les complications qui peuvent survenir.

Le développement de la tumeur peut amener la compression des canaux biliaires avec ictère et à sa suite lésion hépatique ; la compression peut aussi porter sur une anse intestinale et produire le syndrome de l'obstruction ; la compression peut enfin porter sur le système veineux abdominal ; il en résulte une ascite qui n'est jamais bien considérable.

Nous signalerons encore la possibilité d'une réaction inflammatoire de la plèvre gauche, analogue à celle qui peut se produire à droite au cours des affections hépatiques ; et pour terminer cet exposé des complications des pseudo-kystes nous émettrons l'idée d'une infection possible du liquide, par infection intestinale rétrograde.

CHAPITRE III

SOMMAIRE : Traitement des pseudo-kystes traumatiques. — Voie à suivre pour arriver sur la tumeur. — Marsupialisation. — Drainage. — Résultats opératoires.

La chirurgie du pancréas était, lors du dernier congrès international de médecine et de chirurgie, une question à l'ordre du jour : les rapports du professeur Cecherelli, ainsi que ceux de Bœckel de Strasbourg, nous ont apporté le bilan des connaissances actuelles sur la chirurgie de la glande salivaire abdominale.

Dans ces rapports, surtout lorsqu'il s'agit d'hémorrhagies, de tumeurs ou d'affections inflammatoires, on retrouve souvent un aveu d'impuissance chirurgicale, et si l'on songe au brillant essor qu'a pris en ces dernières années la chirurgie viscérale, on s'étonne de voir la chirurgie du pancréas être aussi souvent stérile dans ses résultats. Les interventions que l'on pratique sur les viscères sont le plus souvent couronnées de succès, tandis que l'insuccès est par trop souvent le résultat des opérations pratiquées sur le pancréas.

Le pancréas est un organe difficilement abordable et ses rapports font de la région pancréatique une région périlleuse. Comment au milieu du labyrinthe vasculaire qui entoure la glande, trouver la source d'une hémorrhagie ? Comment faire l'énucléation complète du pancréas dégénéré par un néoplasme sans nuire à l'économie tout entière ?

Le rôle important joué par le pancréas dans l'acte digestif, la sécrétion interne que la glande abdominale déverse dans le courant sanguin font de plus du pancréas un organe indispensable : aussi la chirurgie de cet organe est-elle intimement liée à la physiologie de la glande. La suppression de la fonction se révèle bientôt après par les signes de l'insuffisance pancréatique dont une terminaison fatale est la règle. Si l'on enlève une partie du corps thyroïde ou si l'on a soin de laisser adhérentes à l'aponévrose, les thyroïdes accessoires, le tissu glandulaire qui reste supplée à la fonction totale de la glande. Pour le pancréas il n'en est point de même, car laisserait-on dans la cavité abdominale un fragment de la glande, celui-ci ne pourrait suppléer à la fonction : ce fragment, comme l'a montré Martinotti, dégénère et finit à la longue par s'atrophier en totalité.

Devant ces considérations et devant les résultats,

opératoires obtenus, nous sommes obligé de reconnaître que la chirurgie du pancréas est souvent inefficace. En est-il de même pour les affections kystiques ? Heureusement non : l'intervention est presque toujours couronnée de succès : les kystes opérés guérissent : la chirurgie reprend ici tous ses droits.

Étudions maintenant quel doit être le seul traitement rationnel des pseudo-kystes traumatiques. Nous voici en présence d'une tumeur de la région supérieure de l'abdomen que nous soupçonnons être un pseudo-kyste, qu'allons-nous faire ? Le diagnostic n'a pu être porté, quelle va être alors notre ligne de conduite ?

Si le pseudo-kyste a été diagnostiqué, il est bien évident que seule une intervention chirurgicale peut débarrasser le malade de sa tumeur. Si le diagnostic est hésitant, une laparotomie exploratrice pourra, seule, nous permettre de préciser la nature et l'origine de la tumeur. Dans tous les cas l'intervention doit être la règle : on doit en effet toujours intervenir car, bien que rares soient les complications, elles peuvent se produire : l'on note de plus chez certains malades présentant depuis longtemps un pseudo-kyste, un grand état de dénutrition et d'amaigrissement qui, bien que leur appétit soit conservé, les amène au bout d'un temps plus ou moins long à une cachexie fatale. Cette dernière considération doit donc faire, dans tous les cas, pencher la balance en faveur de l'intervention (1).

La ponction seule ou suivie d'injections modificatrices doit être abandonnée pour les raisons déjà indiquées ; on doit aussi abandonner tous les vieux procédés consistant à ouvrir le kyste à l'aide de pâtes caustiques et nous ne voyons qu'un seul traitement rationnel des pseudo-kystes : la marsupialisation qui fut tentée pour la première fois par Gussenbauer.

La méthode de guérison des kystes en général par la marsupialisation a fait ses preuves depuis déjà bon nombre d'années.

C'est la seule méthode dont on peut faire usage toutes les fois que des adhérences trop larges ou trop importantes empêchent l'ablation complète d'une poche kystique, aussi cette méthode est-elle largement employée dans le traitement des kystes dont l'énucléation ne peut être menée à bonne fin.

Avant d'étudier en détails la marsupialisation et ses résultats, nous devons discuter la voie à suivre

(1) Il nous paraît bon de rappeler ici pour mémoire qu'en 1862 Le Dentu posait l'abstention comme règle absolue dans les kystes du pancréas ou d'origine pancréatique. En 1880 Péan considérait les moyens d'action du chirurgien comme « devant être longtemps encore difficilement applicables » aux kystes du pancréas et c'est à Nimier que revient l'honneur d'avoir fait en 1887 triompher la cause de l'intervention chirurgicale.

pour arriver sur la tumeur. Allons-nous préférer la voie transpéritonéale à la voie lombaire ? Allons-nous aborder le kyste par en haut en suivant la voie transpleurale ? Certains chirurgiens ont parfois suivi les deux dernières voies ; Kœrte incisant la région lombaire a pu arriver par cette voie sur le kyste : Guinard a suivi la voie transpleurale après résection des côtes inférieures.

Nous ne signalerons ces deux procédés opératoires que pour mémoire et nous donnerons toutes nos préférences à la voie transpéritonéale qui nous paraît être par excellence la voie d'accès sur les tumeurs de l'arrière-cavité des épiploons.

La voie transpéritonéale est en effet la voie la plus rationnelle ; les pseudo-kystes comme nous l'avons vu ont une évolution antérieure et tendent à venir se mettre en rapport avec la paroi abdominale ; celle-ci ouverte, nous sommes certain de tomber directement sur la tumeur.

En présence d'une tumeur de la région supérieure de l'abdomen, on aura recours à la laparotomie sus-ombilicale et l'incision, pour être suffisante, s'étendra de la partie inférieure du sternum à l'ombilic ; pourtant si la tumeur est plus saillante à droite ou à gauche de la ligne médiane, on pourra l'aborder à l'aide d'une incision latérale. L'abdomen ouvert, on peut avoir à dissocier les feuillets du grand épiploon ; ceux-ci écartés, l'on arrive sur la tumeur que l'on fixe et que l'on attire au dehors à l'aide de fortes pinces.

Dès ce moment, le manuel opératoire peut varier : l'on peut dans la même séance ouvrir, évacuer et fixer la poche kystique : l'on peut aussi la fixer à la paroi et ne l'ouvrir que quelques jours après. L'opération en un mot peut se faire en un temps ou en deux temps. Quel est de ces deux procédés celui que nous devons employer de préférence ?

La fixation préalable de la paroi kystique, avant son ouverture, offre toutes les certitudes possibles de succès en évitant toute chance d'infection péritonéale. Cette considération aurait une grande importance si l'on se trouvait en présence d'un épanchement purulent : mais ici il n'en est rien, le contenu du pseudo-kyste est stérile et mieux vaut pour ne point compliquer les choses ouvrir et fixer dans la même séance, en employant le procédé de marsupialisation en un seul temps.

Dès que la tumeur est largement accessible, on la ponctionne et on évacue le contenu en tâchant au fur et à mesure de l'attirer hors de la cavité abdominale, garnie au préalable de compresses stérilisées. Le liquide évacué, on agrandit l'ouverture faite par le trocart et l'on procède au lavage de la paroi du kyste, soit avec de l'eau bouillie, soit avec une solution de naphtol B. La poche ainsi préparée, il ne reste plus qu'à la fixer à la paroi abdominale. On draine ensuite largement la poche kystique à l'aide d'un gros drain ou de mèches de gaze stérilisée et l'on suture en suivant les procédés ordinaires les divers plans musculaires ou aponévrotiques, ainsi que la peau.

L'opération ainsi terminée, on applique un pansement absorbant que l'on maintient à l'aide d'un bandage de corps; mais il nous paraît prudent d'appliquer au préalable sur les parties qui avoisinent le drain une pommade isolante à l'oxyde de zinc, pour éviter l'action irritante du suc pancréatique et la formation d'un eczéma qui peut en être la conséquence.

Les suites opératoires sont simples : le pansement doit être renouvelé tous les jours et le drain raccourci peu à peu. Il se peut qu'une fistule persiste pendant plusieurs mois ; il se peut aussi que cette fistule se ferme et se reforme alternativement pendant un temps plus ou moins long, mais, le plus souvent la fistule se cicatrise et le malade est définitivement guéri.

Quelquefois la fistule persiste avec une ténacité désespérante. M. le professeur Tillaux a opéré, il y a sept ans, un kyste de l'arrière-cavité des épiploons, et le malade revu il y a deux mois à peine présente encore une fistule qui semble intarissable. Ne peut-on dans ces cas remédier à l'infirmité qui résulte de la persistance de la fistule ? Le procédé de choix serait évidemment l'anastomose pancréatico-duodénale :

l'anastomose de la partie libre du canal de Wirsung a été tentée par Weir ; elle n'a donné aucun résultat.

Il résulte des statistiques opératoires (presque tous les pseudo-kystes opérés guérissant à la suite de l'intervention), que la marsupialisation par voie transpéritonéale est la seule méthode que le chirurgien doit employer, lorsque le hasard le met en présence d'un pseudo-kyste.

Qui sait si un jour — la clinique mieux documentée, permettant de faire un diagnostic plus exact et surtout plus précoce — la chirurgie du pancréas n'imposera pas comme une règle absolue d'aller profondément sur la glande, pour traiter la cause et non l'effet, en suturant le canal de Wirsung, dont la déchirure va produire un pseudo-kyste, par épanchement enkysté dans l'arrière-cavité des épiploons.

CONCLUSIONS

De l'étude qui précède, nous nous croyons autorisé à tirer les conclusions suivantes :

I. Un traumatisme atteignant le pancréas au travers des parois abdominales, peut, dans certaines conditions, produire une déchirure de la glande : le canal excréteur du pancréas peut être compris dans la surface de section.

II. Pour que le traumatisme puisse agir, il faut que le traumatisme porte sur la région lombaire, sur l'épigastre ou sur le flanc gauche ; il faut aussi que le corps soit fixé et ne puisse fuir au-devant de la force qui tend à l'atteindre.

III. Le suc pancréatique qui s'écoule par la section du canal de Wirsung se rassemble et s'enkyste dans l'arrière-cavité des épiploons : le liquide en s'accumulant arrive à former peu à peu une tumeur plus ou moins volumineuse.

IV. Le liquide contient les deux principaux ferments solubles du suc pancréatique : l'amylase et la trypsine.

V. La formation de la tumeur est lente ; elle ne fait en général son apparition que du premier au cinquième mois et n'est jamais reconnue immédiatement ou peu après le traumatisme.

VI. Les pseudo-kystes en augmentant de volume refoulent les organes voisins et viennent se mettre en rapport avec la paroi abdominale antérieure.

VII. L'on doit distinguer plusieurs variétés anatomiques, qui sont, par ordre de fréquence : la variété sous-hépato-gastrique, la variété inter-hépato-gastrique et la variété sous-hépato-gastro-colique.

VIII. Les pseudo-kystes traumatisques sont rares et l'homme fournit à cette affection un contingent plus considérable que la femme.

IX. La symptomatologie est indécise : il n'existe aucun signe pathognomonique permettant d'arriver avec certitude au diagnostic d'épanchement enkysté de l'arrière-cavité des épiploons.

X. Le diagnostic doit être fait surtout par exclusion avec les tumeurs du foie, du rein, de l'épiploon et du mésentère ; si l'on trouve sous l'arc costal gauche une zone de matité entourée par une zone de sonorité, l'on doit accorder à ce signe une grande valeur.

XI. Les complications sont rares et résultent le plus souvent lorsqu'elles se produisent des compressions exercées par un kyste volumineux. Il peut y avoir compression des canaux biliaires ou d'une anse intestinale ; il peut y avoir aussi compression veineuse et ascite : on peut trouver une pleurésie gauche et le liquide contenu dans la poche peut enfin s'infecter par infection intestinale rétrograde.

XII. La ponction exploratrice doit être rejetée, et dans les cas indécis le diagnostic ne peut être précisé qu'à l'aide d'une laparotomie exploratrice qui devient alors curative.

XIII. L'intervention doit-être la règle dans tous les cas.

XIV. La seule méthode à employer doit être la marsupialisation en un seul temps avec drainage de la poche kystique ; on doit suivre la voie antérieure transpéritonéale à l'exclusion de toute autre voie.

XV. Les suites opératoires sont simples et s'il persiste pendant plus ou moins longtemps une fistule, celle-ci finit par s'oblitérer assurant ainsi la guérison définitive du malade.

XVI. L'anastomose pancréatico-duodénale ayant pour but de remédier à la persistance de la fistule a été peu employée et n'a donné aucun résultat.

BIBLIOGRAPHIE

NIMIER. — Revue de chirurgie, 1893-1894-1895.

HARTMANN. — Congrès français de chirurgie, 1894.

BŒCKEL. — Kystes du pancréas.

TILLAUX. — Traité de chirurgie clinique (t. II).

HULKE. — Kystes du pancréas. London clin. Soc., 1902.

FAUCILLON. — Thèse de Paris, 1902.

SENN. — American Journal of med., 1891.

— Surgery. of the pancreas. Philadelphie, 1886.

CECCHERELLI et BŒCKEL. — Congrès international de médecine et de chirurgie. 1900.

KULENKAMPF. — Berliner Klin. Woch., 1882.

KUSTER. — Berliner Klin., 1887.

RICHARDSON. — Boston med. Journal. 1895.

VILLAR. — Traité de chirurgie clinique et opératoire.

BÉRARD. — Kystes uniloculaires du pancréas. Presse médicale, 1900.

MINKOWSKI. — Zur Diagnostic der abdom. Tum. Berliner Klin. Woch. et Revue de Hayem, 1888.

KUHNAST. — Ueber Pancreacysten.

TABLE

IMPRIMERIE F. DEVERDUN, BUZANÇAIS (INDRE).

www.ingramcontent.com/pod-product-compliance
Lightning Source LLC
LaVergne TN
LVHW050433160826
845677LV00002BA/693

* 9 7 8 2 3 2 9 6 7 6 1 9 7 *